AF602183

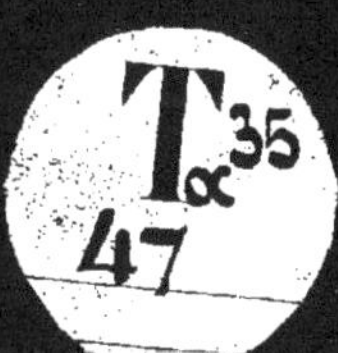
Tα35
47

SUR CETTE QUESTION :

L'APPAREIL VASCULAIRE INTRA-CRANIEN

EST-IL SUSCEPTIBLE

DE VARIATION DANS SON CONTENU ?

Par le Dr J. EHRMANN

Professeur-suppléant, ancien Chef des travaux anatomiques
à l'École de Médecine d'Alger, etc.

ALGER

IMPRIMERIE DE A. BOURGET, 2, RUE SAINTE.

1861

Extrait de la *Gazette médicale de l'Algérie.*

Si l'observation clinique semble, *à priori*, rendre oiseuse la question inscrite en tête de ce travail (*), la discussion n'en a pas moins servi de texte à de longs débats. A une époque qui n'est pas éloignée, des auteurs d'une autorité scientifique incontestable, se fondant sur les conditions spéciales qui résultent, pour son appareil circulatoire, de la conformation physique du crâne, se sont crus autorisés à nier, d'une manière absolue, la possibilité de variations quelconques — pendant la vie — dans la quantité du sang qui s'y trouve contenu.

La démonstration physiologique de leur erreur doit donc présenter un intérêt réel, en même temps qu'elle sanctionne et rationalise une donnée pratique des plus importantes.

Monro, le premier, a sérieusement mis en litige le fait dont il s'agit. Assimilant le crâne à une capsule fermée, à parois immobiles, et de capacité constante, considérant d'autre part l'incompressibilité presque absolue des parties qui s'y trouvent renfermées, il établit que la quantité du sang qui y circule devait être la même en toutes circonstances, celle exceptée où un exsudat, séreux ou autre, se trouve épanché hors des vaisseaux — auquel cas une quantité correspondante de sang évacuerait la cavité crânienne.

Kellie, Abercrombie et autres, partant des mêmes prémis-

(*) Emprunté à un chapitre de nos *Recherches sur l'Anémie cérébrale*, thèse (1858) couronnée par la Faculté de Médecine de Strasbourg, et honorée d'une lettre de félicitations de S. Exc. M. le Ministre de l'instruction publique.

ses, et s'appuyant de données expérimentales, sont arrivés à cette conclusion, que le cerveau est le seul organe dont la richesse en sang reste en tous temps la même, ou à très peu près ; même à la suite d'hémorrhagies abondantes, tandis que les autres organes présentent un haut degré d'anémie, le cerveau conserverait sa plénitude normale, et ce n'est que chez les animaux trépanés qu'on le verrait subir la loi commune, ce qui a fait même dire à Hammernik (1) que le crâne, dans ces circonstances, agissait sur le reste du corps à l'instar d'une ventouse...

On comprend la gravité des conséquences de cette doctrine au point de vue de la pathologie ; elle justifie pleinement cette assertion hérétique d'un autre auteur anglais, Clutterbuck (2), qui, à l'article « *Apoplexie* » de la *Cyclopœdia of practical medicine*, s'exprime en ces termes :

« La cavité crânienne étant exactement remplie par son con-
« tenu, la quantité de sang des vaisseaux cérébraux n'est
« susceptible d'aucune augmentation ; leur congestion n'est
« donc, de fait, pas possible, bien qu'on en parle si souvent.
« Par contre, une diminution de quantité de ce sang est
« tout aussi peu admissible ; aucune émission sanguine,
« qu'on l'opère au bras, ou aux veines jugulaires, voire même
« aux artères temporales, ne peut conséquemment agir sur
« les vaisseaux encéphaliques, de façon à en diminuer le
« contenu. »

Une théorie étayée par des noms éminents, devait faire impression, et voici ce qu'on en lit dans Rochoux (3) : « La
« circulation se fait dans l'encéphale d'une manière, sinon
« constamment égale, au moins beaucoup plus uniforme que
« dans tout autre organe. *Ce point important a été mis hors*
« *de doute par les intéressantes expériences faites par Monro*

(1) Virchow, *Handb. der pathol.* I, 112.

(2) Burrows, *Beobacht. über die Krankheiten des cerebralen Blutkreislaufes ; aus dem Englischen von* Posner 1847, p. 7.

(3) Rochoux, *Recherches sur l'apoplexie*, 1833, p. 311, note.

Il est certain que les variations de quantité du sang doivent être moins considérables dans le crâne que dans les organes directement opposés à la pression extérieure ; malgré cette restriction, la proposition ci-dessus n'est point réellement acceptable : il importe de spécialement se fixer sur la valeur des éléments qu'elle a choisi pour base...

M. Burrows (1), et plus récemment MM. Berlin (2) et Donders (3) ont repris l'étude de ces faits, et leurs recherches ont jeté la lumière dans ces phénomènes — jusqu'alors si obscurs — de circulation cérébrale.

Un des principaux arguments de la théorie de Kellie était ce point — qu'il croyait avoir démontré expérimentalement — que, chez les animaux morts d'hémorrhagie, le cerveau, à l'encontre des autres organes, n'étaient pas anémié; que bien plus, il offrait parfois un certain degré de congestion veineuse. M. Burrows, soumettant ces expériences à une judicieuse critique, arriva à des conclusions tout opposées ; il fit entrevoir un élément dont on avait méconnu l'influence, et qui jõue un rôle des plus importants dans l'appréciation dès données fournies par l'examen cadavérique, à savoir, la position plus ou moins déclive de la tête, l'action de la pesanteur sur le contenu liquide intrà-crânien. On en peut juger par l'expérience suivante (4) : Deux lapins, tués au moyen de l'acide prussique, sont pendus, l'un par les oreilles, l'autre par les pattes de derrière ; vingt-quatre heures après, on les détache ; une ligature serrée est placée autour du cou, pour éviter, autant que possible, les déplacements ultérieurs du sang ; puis l'autopsie est pratiquée : chez le premier, les

(1) Burrows, ouv. cité.
(2) Berlin, *Schmidt's Jahrbücher*, 1851, *Bd.* 69, *S.* 14.
(3) Donders, idem.
(4) Burrows, ouv. cit. p. 14.

téguments de la tête, les oreilles, les globes oculaires etc., sont pâles et flasques; les muscles, les os du crâne exsangues; les méninges et la substance cerébrale fortement anémiées; les sinus presque vides; chez le second, les parties extérieures de la tête sont, au contraire, violacées, turgescentes; les muscles et les os du crâne, comme teints de sang; les méninges et les vaisseaux cérébraux gorgés de sang liquide, de même que les sinus; la substance cérébrale congestionnée, piquetée à la coupe.

Il importe donc, pour pouvoir comparer les résultats, de placer les animaux sur lesquels on opère dans des conditions de statique analogues, et il est probable que cette précaution avait été négligée par Kellie. Le fait est que dans toutes les expériences de M. Burrows, où, immédiatement après la mort, une ligature avait été serrée autour du col et l'animal laissé en position horizontale, il fut constaté une anémie très prononcée des méninges et du cerveau, dans les cas de mort par hémorrhagie, — et une congestion intense, dans ceux de mort par strangulation.

En supprimant chez des lapins l'abord du sang au cerveau par la ligature des artères carotides et vertébrales, on détermine rapidement la mort, et l'autopsie révèle une anémie complète de la substance cérébrale elle-même, et de toute la partie artérielle de son système vasculaire. C'est ce qui résulte des nombreuses observations consignées dans un intéressant mémoire de MM. Kussmaul et Tenner (1), de Heidelberg, et d'une série d'expériences que nous avons faites nous-même.

Quant au système veineux, il ne participe que rarement à cet état de vacuité; le plus souvent ce ne sont que les petites veines qui sont exsangues; les gros troncs, les sinus,

---

(1) Kussmaul *und* Tenner, *Untersuchungen über Ursprung und Wesen der fallsuchtartigen Zuckungen bei der Verblutung, sowie der Fallsucht überhaupt. Franckfurt a. M.* 1857, p. 52.

sont au contraire gonflés de sang ; les veines du cou et les plexus rachidiens sont également remplis.

L'explication de ce fait réside dans les conditions spéciales qui résultent pour la circulation générale, et surtout pour la circulation pulmonaire, de la suppression du cours du sang dans les artères de la tête.

Il est évident que ce détournement brusque d'une portion si considérable de la masse sanguine doit donner lieu à une distension du cœur gauche, à une stase *à tergo* dans les poumons et dans le cœur droit, stase qui se propage de proche en proche dans la portion du système veineux qui s'abouche le plus directement dans les veines caves : à savoir dans les veines du cou et de la nuque. L'examen cadavérique montre en effet, constamment, les cavités du cœur fortement gonflées de sang, les poumons congestionnés, œdémateux, remplis d'une écume sanguinolente.

Cet effet était prononcé surtout dans les cas où, à l'exemple de MM. Kussmaul et Tenner, nous avions, pour faciliter le manuel opératoire, placé les ligatures sur l'origine des sous-clavières. La congestion veineuse de l'encéphale était presque nulle dans des cas où nous avons lié les artères vertébrales elles-mêmes : ce qui *à priori* devait être, puisque la circulation était restée libre dans les deux membres supérieurs.

Ce sang, d'ailleurs, dévié de sa destination normale, doit se distribuer dans le reste du système artériel, à l'avantage surtout des parties les plus rapprochées du point des ligatures, c'est-à-dire dans l'aorte thoracique et ses collatérales. Avec la quantité de leur contenu, la pression doit augmenter dans les artères intercostales — et partant, dans les branches qu'elles fournissent à la moelle épinière et à la région vertébrale. Nouvelle cause d'accumulation pour le sang veineux de ces régions, lequel, éprouvant déjà un obstacle dans son cours du côté du cœur droit, se trouve ainsi pris entre deux forces dont la résultante le dirigera vers la cavité crânienne avec laquelle, comme on le sait, elles communiquent largement.

Le degré de congestion veineuse que l'on observe dans ces circonstances est essentiellement variable ; on peut l'augmenter à volonté par une pression artificielle exercée sur le thorax ou simplement sur le diaphragme des animaux dont on a ouvert la cavité abdominale, ainsi que l'ont observé MM. Kussmaul et Tenner, dans plusieurs cas même où une ligature fortement serrée autour du cou devait empêcher tout reflux par les jugulaires et les autres veines des parties molles de la région : la seule voie libre était dès-lors les plexus rachidiens.

Cet effet peut se produire spontanément après la mort, soit que le cadavre se trouve couché sur le ventre, ou que des gaz se développent dans l'intestin ; le retrait du cœur, et spécialement du ventricule gauche, au moment de sa dernière contraction, le retrait simultané du système artériel qui expulse son contenu dans les capillaires veineux, la décomposition du sang dans les cavités droites et dans les veines caves — si la mort date de quelque temps déjà — et le dégagement gazeux qui en résulte, sont autant de causes qui s'ajoutent aux précédentes et concourent au même but.

Les faits ci-dessus trouvent un appui puissant dans les résultats d'anatomie pathologique constatés chez l'homme : avec eux ils tendent à prouver que le contenu vasculaire intrà-crânien est sujet à des variations notables ; mais ils prouvent aussi combien d'éléments d'erreur peuvent intervenir dans ces appréciations, et combien il est difficile d'inférer des observations cadavériques, aux conditions dans lesquelles se trouvait l'appareil vasculaire pendant la vie.

Si, dans les cas de mort par pendaison rapportés par Kellie (1), l'autopsie ne révélait point dans le cerveau l'état

(1) Burrows, ouv. cit., p. 17.

congestif qu'un tel genre de mort devait faire supposer — et c'est là pour cet auteur un motif important à l'appui de ses conclusions — il est infiniment probable que des variations avaient eu lieu après la mort dans le contenu des vaisseaux, et que la position plus ou moins verticale des cadavres avait permis au trop plein des veines cérébrales d'obéir aux lois de la pesanteur et de se dégorger par l'intermédiaire du système rachidien et des vaisseaux cervicaux; car, dans nombre d'observations analogues, les résultats de la nécropsie n'ont laissé aucun doute sur une congestion veineuse intense, et dans les autres genres de mort par asphyxie, soit submersion, strangulation, suffocation, etc., il est extrêmement rare de ne pas la voir constatée. C'est un fait sur lequel insistent d'ailleurs tous les ouvrages de médecine légale.

Signalons, en passant, quelques règles nécroscopiques qui découlent de ce qui vient d'être dit, et qui ont certainement leur importance dans les cas où le genre de mort supposé rend essentielle la détermination de l'état de plénitude des vaisseaux cérébraux :

1° Avoir soin qu'avant l'opération le sujet reste couché sur le dos; placer la tête de niveau avec le reste du corps;

2° Entourer le cou d'une ligature fortement serrée ;

3° N'ouvrir le thorax et n'inciser les parties molles du cou, qui renferment des veines importantes, qu'après l'examen de la cavité crânienne.

Les observations que nous avons opposées à la doctrine de l'immuabilité du contenu vasculaire intrà-crânien sont déjà assez probantes. Aucune d'elles, toutefois, n'a la valeur de la remarquable expérience instituée dans ces derniers temps par M. Donders.

Ce physiologiste eut l'ingénieuse idée de remplacer une

portion de la voûte crânienne par une plaque de verre, hermétiquement mastiquée dans ses parois, et d'assister de la sorte, *de visu*, aux diverses phases de l'acte circulatoire. A l'aide d'une loupe micrométrique, il put mesurer les variations de calibre des vaisseaux de la pie-mère sous l'influence des causes qui pouvaient les provoquer. Pendant une forte expiration, il vit deux d'entre eux, mesurant, l'un $0^{mm},04$, l'autre $0^{mm},07$, se dilater jusqu'à $0^{mm},14$ pour le premier, et $0^{mm},16$ pour le second, tandis que durant une hémorrhagie abondante, trois vaisseaux de $0^{mm},46$, $0^{mm},41$, $0^{mm},18$, se resserraient jusqu'à $0^{mm},38$, $0^{mm},29$ et $0^{mm},14$.

MM. Kussmaul et Tenner ont suivi ce procédé pour observer les effets locaux, sur l'encéphale, de la ligature des troncs artériels du cou, et nous avons nous-même répété l'expérience avec un plein succès.

La principale difficulté consiste à fixer hermétiquement la plaque de verre dans l'ouverture pratiquée au crâne ; la fuite la plus minime compromet le résultat de l'opération, car elle fait intervenir la pression atmosphérique.

Les expérimentateurs que nous avons cités ont opéré sur des lapins ; ils enlevaient une portion rectangulaire du crâne, et la remplaçaient par un morceau de verre de même forme : celui-ci était maintenu en place au moyen d'un mastic approprié.

Il s'agit de trouver une substance qui prenne sur la surface humide et saignante de l'os trépané, ce qui n'est pas aisé ; on y parvient, soit au moyen d'un mélange de gomme arabique et de collodion (Donders), soit plutôt encore en nivelant les fentes avec de la poudre de gomme, et fondant ensuite au-dessus d'elles de la poussière de chellac, au moyen d'un cautère chauffé au rouge (Kussmaul et Tenner).

Ce temps de l'opération est fort délicat et peut même présenter de très sérieuses difficultés. Nous avons tenté de le simplifier, et nous y sommes arrivé au moyen d'un petit appareil, dont nous avons, à plusieurs reprises, vérifié les avantages.

C'est une virole en laiton, d'environ 2 centimètres de hauteur, fermée à sa limite tout inférieure par un diaphragme de verre légèrement concave vers en bas et très exactement rivé dans ses parois. En ce point elle présente 19 millimètres de diamètre. Elle est évasée vers en haut, de façon à permettre à la lumière d'éclairer aussi favorablement que possible les parties sur lesquelles le verre se trouvera placé. Un pas de vis très fin, pareil à celui qui sert à manœuvrer les lentilles des microscopes, est conduit tout autour de sa surface extérieure dans une hauteur de 5 à 6 millimètres : on notera que, même en ce point, la virole est légèrement conique, de telle sorte que, si les tours les plus inférieurs s'adaptent exactement à l'ouverture pratiquée dans le crâne au moyen d'un trépan de même diamètre, l'instrument ne peut pénétrer plus avant, sans forcer sur tout son pourtour la substance osseuse.

Nous avons expérimenté sur des chiens : ces animaux ont naturellement une épaisseur et une ampleur de crâne plus considérables que les lapins, deux conditions que nous devions rechercher.

Le manuel opératoire est le suivant : une couronne de trépan de 19 millimètres est appliquée sur un des pariétaux; on enlève la dure-mère sur tout le pourtour, et l'on pare à l'hémorrhagie veineuse parfois abondante que détermine cette double opération, en tamponnant doucement avec des morceaux d'amadou. On projette ensuite avec une seringue une petite quantité d'eau tiède sur le cerveau, tant pour bien enlever le reste du sang qui le souillait, que pour remplir exactement l'ouverture jusqu'au niveau de la surface extérieure de l'os, *et éviter de la sorte la présence de l'air ;* puis on y visse l'appareil aussi profondément qu'on le juge nécessaire. Avant qu'il ne soit bien fixé, on voit à chaque inspiration de petites bulles d'air pénétrer sur ses côtés, tandis que, pendant les efforts d'expiration, cet air ressort avec une légère quantité d'eau. Lorsque la vis a pénétré plus avant, ce phénomène ne s'observe plus : le cerveau presse directement contre la plaque de verre ; aucun mouvement ne s'observe, ni pendant l'acte respiratoire, ni sous l'influence des pulsations du cœur. Les vaisseaux de divers ordres se voient très distinctement dans l'épaisseur de la pie-mère ; en remplissant la virole d'eau extérieurement, celle-ci fait office de lentille, et les plus petits détails se remarquent mieux encore.

Dans une première expérience faite, ainsi que les suivantes avec le concours obligeant de M. le professeur Michel, de Strasbourg, les deux carotides furent mises à nu et comprimées au moyen de presse-artères. La substance cérébrale pâlit légèrement, les fines anastomoses disparurent; on n'observa guère de changement dans le calibre des veines d'une certaine grosseur. Au bout de peu d'instants, la coloration primitive revint, ce qui s'explique aisément puisque la circulation devait se régulariser par les artères vertébrales restées libres. En lâchant brusquement la compression, l'effet était bien plus prononcé ; les anastomoses semblaient se former et se réunir à vue d'œil. L'expérience fut répétée à plusieurs reprises avec le même résultat. L'animal ayant été chloroformé sur ces entrefaites, des spasmes survinrent ; aussitôt on vit les veines se gonfler de sang noirâtre ; on put assister à cette congestion pendant toute la période d'excitation ; on la vit diminuer ensuite, quand à celle-ci eut succédé le moment de la résolution. Lorsque l'animal fut revenu à lui, on lui coupa l'aorte : pendant l'hémorrhagie, tous les vaisseaux pâlirent et s'affaissèrent.

Sur un autre chien, nous mîmes à découvert, à la fois, les deux carotides et les deux vertébrales. Des ligatures furent placées sur les vertébrales ; puis, la plaque de verre ayant été exactement fixée, les deux carotides furent simultanément serrées avec des presse-artères. Tout aussitôt, et sans que le cerveau cessât de rester parfaitement appliqué contre la plaque de verre, la couleur rosée de sa substance fit place à une pâleur complète ; les anastomoses disparurent, les petites veines se réduisirent au point de devenir à peine visibles, les grosses veines diminuèrent également, mais dans une moindre proportion.

Pendant les cris de l'animal, on voyait les veines se gonfler de rechef; mais la couleur du cerveau, due à la présence du sang dans les capillaires artériels, ne se trouvait point modifiée : le fond restait pâle, exsangue. Le même résultat était amené par les convulsions, qui éclatent peu après l'arrêt du cours du sang artériel, si la circulation n'est rétablie à temps.

En levant la compression des carotides, on voyait instantanément la teinte rosée du cerveau reparaître, les plus fines anastomoses se marquer, et les veines se gonfler fortement.

En interrompant et rétablissant alternativement le cours du sang dans les artères, on put vérifier plusieurs fois de suite ces phénomènes.

Les mêmes résultats s'observent sur l'appareil vasculaire, lorsqu'on lie les troncs afférents, après avoir simplement trépané le crâne, sans remplacement de la portion de paroi enlevée. Mais le cerveau, au moment de la suppression du cours du sang artériel, s'affaisse au-dessous du niveau de l'ouverture, d'une quantité très notable, que la dure-mère ait été enlevée, ou bien qu'elle soit restée intacte. C'est ce que nous avons parfaitement constaté sur des lapins auxquels nous fîmes cette opération. Dans une expérience de MM. Kussmaul et Tenner, cet affaissement atteignit 2 1/2 millimètres. Pendant les efforts, pendant les convulsions, sous l'influence de la congestion veineuse, ou lors de la levée de la compression artérielle, le cerveau se gonfle et vient remplir la perte de substance du crâne.

A l'aide de notre appareil, ce phénomène s'observe d'une manière bien plus probante encore ; car il nous est loisible de supprimer ou de faire intervenir à volonté la pression atmosphérique. Si, pendant la compression des artères, on desserre graduellement la vis qui bouchait hermétiquement l'ouverture, il arrive un moment où l'air pénètre brusquement entre les parois, et le cerveau, qui jusqu'alors n'avait pas quitté la plaque de verre, s'affaisse subitement de plusieurs millimètres au-dessous d'elle. En remplaçant cet air par de l'eau et adaptant de nouveau l'instrument, les conditions premières de l'expérience se trouvent rétablies.

Dans l'étude des phénomènes de circulation cérébrale, la pression atmosphérique est donc un élément d'erreur. Il importait de s'en rendre maître, et l'on ne pouvait mieux y parvenir que par le procédé inventé par M. Donders : c'est le seul applicable, du moment où l'on désire avoir une idée nette des conditions circulatoires de l'encéphale pendant la vie ; à lui sans doute est réservé de jeter la lumière dans quelques-uns des phénomènes de l'asphyxie, de l'ivresse, de l'anesthésie, du narcotisme, etc. Au point de vue auquel nous nous sommes placé, il donne une preuve irréfragable de la possibilité de variations dans le contenu vasculaire encéphalique ; il établit la réalité de l'anémie, de l'hypérémie cérébrales.

Mais si, comme le démontrent les expériences que nous venons de rapporter, et comme du reste l'avait déjà établi par une voie différente M. Bourgougnon (1), pour les mouvements dépendant de l'acte respiratoire et des pulsations du cœur, si, disons-nous, le cerveau reste en toutes circonstances au contact de la paroi crânienne — tant que celle-ci n'est pas ouverte à l'air extérieur — si son volume

---

(1) Bourgougnon, *Dissert. inaug.*, Paris, 1839; et Longet, *Anat. et phys. du système nerveux*, t. I, p. 776.

donc reste le même, comment expliquer les variations de la quantité de sang qu'il renferme?

Les partisans de la doctrine de l'immuabilité accordent qu'il puisse, dans certaines circonstances pathologiques, y avoir des variations dans le contenu des deux ordres de vaisseaux; mais ce ne peuvent être que des oscillations dans la quantité relative du sang artériel et du sang veineux : diminution du contenu artériel, augmentation proportionnelle du contenu veineux, et *vice versâ* (Abercrombie, Watson).

Kellie a tenté de prouver mathématiquement la même vérité à l'aide d'une équation algébrique (1)..... Il n'a évidemment rien pu prouver, puisque sa base fondamentale était erronée, à savoir, ce fait admis comme prémisses que la quantité absolue du contenu sanguin total est toujours la même dans le cerveau. Les expériences sur lesquelles nous nous sommes étendu ont du reste établi que l'anémie artérielle pouvait exister simultanément avec l'affaissement du système veineux.

M. Brown-Séquard nous paraît également pencher, en partie du moins, vers l'opinion des auteurs que nous venons de citer, car dans son *Journal de physiologie* (t. 1, p. 205) il dit : « La quantité de sang de l'encéphale ne peut varier « que dans des limites très restreintes... La diminution de la « quantité de sang dans le cas de galvanisation du nerf grand « sympathique, ainsi que dans ceux d'hémorrhagie, de ligatures, n'est que locale, et ne peut s'opérer, lorsque le crâne « n'est pas ouvert, sans qu'il y ait augmentation dans d'autres « endroits, de telle sorte que l'anémie d'une partie s'accompagne de la congestion d'une autre partie. »

Il est certain qu'il peut y avoir des anémies et des hypérémies partielles et simultanées du cerveau et de ses enveloppes : une hypérémie circonscrite, par exemple, avec exsu-

(1) Burrows, ouv. cit., p. 24.

dation abondante, donnera lieu à une anémie des parties voisines ; ces faits ont une explication d'autant plus aisée que la vascularité des diverses parties de l'encéphale, méninges, substance corticale, substance médullaire, est bien différente (1).

Mais il nous semble hasardé de généraliser le fait, et d'avancer que l'anémie d'une partie est *nécessairement* accompagnée de l'hypérémie d'une autre partie : c'est toujours une hypothèse fondée sur l'admission *à priori* de l'immuabilité du contenu vasculaire du crâne, fait que renversent au contraire, ainsi que nous l'avons vu, de sérieuses objections.

M. Burrows a le premier insisté sur un élément essentiel du problème, trop négligé jusqu'alors : sur le liquide céphalo-rachidien. Ce liquide — si bien étudié par Haller et Magendie — qui infiltre le tissu cellulaire sous-arachnoïdien dans toute l'étendue de l'axe cérébro-spinal, et communique avec celui des ventricules au niveau du *calamus scriptorius* enveloppant ainsi la masse des centres nerveux comme d'une sorte de coque fluide — semble avoir, entre autres fonctions, celle de régulariser la circulation cérébrale.

Sa quantité est très variable (60 à 120 grammes dans l'état normal) ; elle semble en rapport complémentaire avec le volume des autres parties contenues dans la cavité crânienne ; presque nulle dans les cas d'hypertrophie du cerveau, elle est au contraire considérable, lorsque cet organe est de dimension minime. De la cavité crânienne, il peut être évacué dans la direction du canal rachidien — et réciproquement — suivant que la quantité de sang dans le cerveau varie en plus ou en moins. MM. Magendie, Ollivier, Ecker, ont par des expériences sur les animaux constaté la réalité de ces migrations.

Ces deux éléments, le sang et le liquide cérébro-spinal, seraient en proportion inverse l'un de l'autre.

(1) Voy. Virchow, *Handb. der Path.*, t. I, p. 114.

En faisant intervenir ce facteur, on rend à la théorie de Monro toute sa justesse ; on explique ce fait expérimental, que malgré les variations de la circulation, le cerveau remplit toujours exactement la cavité crânienne : c'est que la quantité *absolue* de son contenu liquide est *constante ;* seulement ce contenu ne se rapporte pas au sang uniquement : il comprend à la fois *le sang et le liquide céphalo-rachidien.*

M. Ecker (1) a démontré, par ses vivisections, l'importance du rôle que joue ce liquide durant l'acte respiratoire ; avant lui déjà, M. Longet (2) avait établi le même point théoriquement.

On sait que pendant l'inspiration — par suite de la diminution de pression que subissent les portions du système circulatoire général renfermées dans la cavité thoracique — le cours du sang est activé dans les veines et simultanément ralenti dans les artères : d'où une *diminution* dans la quantité du sang qui alimente le cerveau. Dans l'expiration, au contraire, la pression intrà-thoracique augmente ; elle peut, dans les grands efforts, arriver, d'après les recherches de M. Donders, à 114/100 d'atmosphère ; cet excès de pression s'ajoute à la pression qui règne normalement à l'entrée du système artériel (25/100 d'atmosphère), et vient en chasser avec plus de force le contenu ; il s'ajoute également à celle qui existe à l'abouchement du système veineux, et comme elle n'est là que de 1/100 d'atmosphère environ, qu'un peu plus loin, en dehors de la cage thoracique, elle marque 2 à 3/100, il devra en résulter un reflux du côté du cerveau : la cavité crânienne contiendra donc à ce moment une quantité de sang *surabondante.* Cette augmentation du contenu des vaisseaux cérébraux se traduira par un excès de pression sur l'atmosphère liquide qui les baigne ; le liquide céphalo-rachi-

(1) Ecker, *Physiolog. Untersuch. über die Bewegungen des Gehirns und Rückenmarkes, Stuttg.* 1843.
(2) Longet. *Anat. et Physiol. du système nerveux ;* 1842, t I, p. 211.

dien tendra à déplisser les spongiosités de la pie-mère et à distendre les parois crâniennes. C'est ce qui a lieu en effet chez l'enfant nouveau-né, dont le crâne est dilatable au niveau des sutures, des fontanelles ; c'est ce qu'on observe aussi chez les sujets trépanés, lorsque l'obstacle opposé par la voûte osseuse a été enlevé : le cerveau semble se dilater, il tend même à faire hernie à travers l'ouverture, pendant l'expiration ; il s'affaisse au contraire au moment de l'inspiration.

Mais, quand le crâne est intact, ses parois sont immobiles; le cerveau reste en contact permanent avec elles ; sa substance d'ailleurs est incompressible, ou à très peu près, au moins dans les limites physiologiques : la pression du liquide céphalo-rachidien doit dès-lors se transmettre vers le rachis, où les mêmes conditions ne se rencontrent plus.

Sur des animaux auxquels il avait mis à nu l'arachnoïde spinale, M. Ecker a pu vérifier le gonflement et le retrait successifs de cette membrane sous l'influence des mouvements respiratoires ; en y pratiquant une ouverture, le liquide cérébro-spinal jaillissait à une certaine distance pendant l'expiration, tandis qu'à l'inspiration l'écoulement se faisait à peine. Dans le cas de *spina bifida* on voit également la poche diminuer de volume lors de l'inspiration, et se dilater au moment de l'expiration.

Ainsi que les troncs veineux susceptibles de subir les variations de la pression intra-thoracique, toutes les artères assez volumineuses pour pouvoir pulser sont couchées, à la base du crâne, dans ce même liquide qui les isole pour ainsi dire de la substance cérébrale, dans laquelle elles ne pénètrent qu'à un grand état de division : de la sorte se trouve évitée l'action directe des battements artériels sur la pulpe nerveuse.

Mais les pulsations sont nécessaires à la transformation du jet saccadé du sang artériel en courant continu, et il importe, pour l'intégrité des fonctions de l'organe, que la circulation capillaire n'y soit jamais interrompue.

Or, une artère plongée dans un liquide, renfermé lui-même dans une boîte osseuse inextensible, ne peut évidemment pas pulser, en raison de l'incompressibilité du liquide : il faut qu'en quelque point cette enveloppe soit dilatable. Les sinus cérébraux ont des parois rigides . cette structure était essentielle ; car si elles avaient été dépressibles, la circulation veineuse s'y fût trouvée entravée à chaque pulsation.

Mais tout le long du canal rachidien règne, comme on le sait, un plexus veineux très serré, situé entre la dure-mère et la paroi interne des vertèbres, se continuant par en haut avec les sinus crâniens, et pouvant, sous l'influence d'une pression tendant à dilater la dure-mère, évacuer son contenu dans les plexus rachidiens extérieurs, avec lesquels il communique largement.

Cet appareil éminemment compressible, alternativement déprimé et ramené à son volume primitif par les mouvements de va et vient du liquide cérébro-spinal, véritable soupape de sûreté, suivant l'expression pittoresque de M. le professeur Küss, de Strasbourg, règle — d'après son degré de réplétion — la circulation cérébrale. C'est à lui qu'aboutissent finalement, par l'intermédiaire du liquide céphalo-rachidien, toutes les variations du contenu vasculaire du crâne.

Dans certaines circonstances pathologiques toutefois, dans des cas d'anémie, d'hypérémie considérables, il importe de faire la part des variations *absolues* de quantité du liquide cérébro-spinal : on sait combien elles sont prononcées dans les examens nécroscopiques, et il est plus que probable que, suivant l'état de plénitude des vaisseaux, ce liquide peut être en partie résorbé par les veines ou sécrété avec plus d'activité.

Il faut ne pas oublier enfin les exsudats de toute nature

qui peuvent se produire dans la cavité crânienne, et qui restreignent d'autant l'espace réservé au sang.

www.ingramcontent.com/pod-product-compliance
Ingram Content Group UK Ltd.
Pitfield, Milton Keynes, MK11 3LW, UK
UKHW022206190726
13855UKWH00004B/1638

9 782012 998728